NOTICE MÉDICALE

SUR

L'ACTION THÉRAPEUTIQUE DES EAUX MINÉRALES

DE

BONDONNEAU

(DROME)

PAR LE Dr MICHEL PERRET

ANCIEN INTERNE DES HÔPITAUX DE LYON.

L'eau de Bondonneau me semble devoir obtenir un rang distingué parmi les eaux minérales de notre pays ; la nature de ses éléments justifie et peut expliquer les actions salutaires qu'elle produit chaque jour.

Ossian HENRY, 1858,

LYON
IMPRIMERIE D'AIMÉ VINGTRINIER,
Quai Saint-Antoine, 35.

—

ÉTUDES CLINIQUES

SUR

L'EAU MINÉRALE DE BONDONNEAU

(DROME)

PAR LE DOCTEUR MICHEL PERRET,

ANCIEN INTERNE DES HÔPITAUX DE LYON.

Mémoire lu à la Société de médecine de Lyon.

Il y a quelques années, on se proposait en France, dans l'intérêt de l'hydrologie médicale, de placer de jeunes docteurs, au sortir de leur internat dans les hôpitaux, près de certains établissements thermaux pour en étudier les ressources médicales. Nous avons eu l'heureuse chance d'être chargé d'une mission analogue près des eaux minérales de Bondonneau (Drôme), et de présenter ensuite notre travail à l'une des premières Sociétés médicales du pays, qui lui a fait l'honneur de le soumettre à une discussion approfondie. Nous avions à vérifier les propriétés thérapeutiques que possèdent les eaux minérales de Bondonneau, et à signaler les affections dans lesquelles leur usage est vraiment salutaire; un séjour prolongé dans l'établissement (1) et l'habitude que nous avions prise de vivre au milieu des malades, afin de les interroger à chaque instant et de saisir de cette manière la nature sur le fait, nous ont mis à même d'accomplir notre tâche avec toute l'exactitude possible.

Nous avons eu le soin de consigner quelques observations immédiatement après notre étude sur chaque classe de maladies; ces témoignages authentiques viendront à l'appui de nos assertions. M. Grasset, médecin inspecteur des eaux, nous a fourni quelques renseignements sur les malades dont il dirigeait le traitement. Ses observations trouveront place dans notre mémoire.

(1) L'établissement thermal de Bondonneau est à trois kilomètres de Montélimar, à proximité du Rhône et du chemin de fer de Marseille à Paris, c'est-à-dire des deux grandes voies de communication les plus commodes pour les visiteurs

1860

Malgré tous les soins apportés à notre travail, nous avouons sans peine qu'il est loin d'être complet. D'autres viendront après nous, avec une expérience plus mûre, combler les lacunes qui s'y rencontrent.

Nous nous applaudirons néanmoins d'avoir été un des premiers à placer quelques pierres aux fondations d'une station thermale appelée à rendre à l'humanité d'incontestables services.

Source minérale de Bondonneau.

La tradition ne fournit que des preuves incertaines de l'existence de cette source dans un temps éloigné de nous; en fait de documents historiques qui paraissent s'y rapporter, nous n'avons pu découvrir que le passage suivant extrait du *Dictionnaire géographique* des Gaules et de la France, par l'abbé d'Expilly, (1760-1770): on y lit à l'article *Montélimar* : « Il n'est pas rare de trouver de l'eau minérale qui, prise à « l'intérieur, produise de bons effets communs aux eaux que l'on appelle « *acidules*. Parmi ces sources, il en est une remarquable à une demie « lieue de la ville. Il paraît qu'elle a joui autrefois d'une grande réputa- « tion, sous le nom de *Saintes Fontaines*.

« Depuis quelques années elle revient en honneur ; ses bons effets « rendent, chaque année, le concours des habitants plus considérable.

« Ces eaux pèsent peu sur l'estomac, purgent assez, et entraînent « particulièrement la bile ; elles passent aussi par les urines. Les gens « jaunes, bilieux, ceux qui ont des obstructions légères, des embarras « peu anciens dans le foye, en éprouvent de très heureux effets. C'est « un remède fort agréable, et utile dans les maladies d'été, presque « toutes causées par une bile trop active et trop abondante. Elles sont « aussi propres, soit par les principes qu'elles contiennent, soit par la « dissipation et l'exercice qu'elles occasionnent, à dissiper cet état de « langueur si commun aux jeunes filles pubères, aussi contraire à leur « santé qu'à leur figure ; en un mot assez anologues aux eaux de Vals, « quoique inférieures en activité, elles peuvent les remplacer dans « beaucoup de cas.

« Une analyse restée imparfaite par défaut de temps y a fait découvrir « à M. Menuret : 1° Un principe spiritueux ou aérien fort actif et fort « abondant (acide carbonique) ; 2° Du fer qui y est retenu par cet air sur- « abondant, ou par son extrême division, sans qu'il soit sous la forme de

« vitriol ; — 3° Un alcali fixe ; 4° Une terre absorbante soluble ; — 5° Une « espèce de sel d'Épsom ou semblable, à base terreuse. »

Bondonneau et ses environs

Bondonneau, localité jusqu'ici à peu près ignorée et peu importante en elle-même puisqu'elle ne se compose que de quelques fermes agglomérées, est le hameau le plus rapproché de la source précieuse à laquelle son nom restera sans doute et qui lui promet naturellement une grande célébrité.

Il est situé à trois kilomètres sud de Montélimar, non loin du chemin de fer de la Méditerranée, à six kilomètres du Rhône, sur un plateau assez vaste d'où l'on domine, au Nord-Ouest, une magnifique plaine et d'où se déroule, de toutes parts, un panorama splendide. L'établissement thermal se trouve ainsi placé dans les conditions les plus favorables pour répondre à tous les besoins de ses hôtes et leur procurer tous les éléments du bien-être, tous les moyens désirables de distractions faciles et salutaires.

L'air y est très-salubre ; le climat très-sain. Il y souffle presque constamment une légère brise qui tempère d'une manière aussi agréable qu'avantageuse les plus fortes chaleurs de l'été et empêche qu'elles ne soient accablantes. On y respire une sorte de parfum agreste qui ranime les forces et l'on y jouit en même temps des perspectives les plus intéressantes et les plus variées.

ANALYSE CHIMIQUE.

Mode d'administration. — Propriétés générales.

Il existe trois sources à Bondonneau, formant un volume d'eau déjà très-abondant, et grâce aux travaux récemment exécutés sous la direction de M. François, ingénieur en chef des eaux minérales de France, la veine liquide pourra fournir près d'un hectolitre par minute ; cette eau est employée en boisson, lotions, bains, douches, injections, bain de vapeur etc.

Elle est froide, elle reste toute l'année à 15° centigrades ; l'acide carbonique qu'elle contient en excès produit un bouillonnement à la source. Elle est d'une limpidité parfaite, ayant une odeur assez sulfureuse.

L'hydrogène sulfuré, gaz très-volatil, disparaît souvent par le fait de la mise en bouteilles, et laisse alors dominer cette saveur aigrelette des eaux gazeuses ordinaires ; sous le rapport du goût elle se rapproche beaucoup des eaux si connues de Condillac et de Saint-Galmier. Elles peuvent être classées dans les eaux gazeuses, alcalines, légèrement sulfureuses et notablement bromo-iodurées, ainsi qu'il résulte de l'analyse faite par M. Ossian Henry et de son rapport lu à l'Académie impériale de médecine au mois d'août 1855.

ANALYSE CHIMIQUE PAR M. O. HENRY, 1855.

Hydrogène sulfuré.	Tr-sensib. à la source.	Sulfate anhydre de chaux. }	0 043
Acide carbonique.	2/3 vol.	— soude et magnésie. }	
Iodure et bromure alcalins.	0 gr 008	Phosphate terreux.	Indices.
Bicarbonate de soude.	0 006	Sesqui-oxyde de fer avec mangan.	0 002
— chaux et magnésie.	0 390	Princip. arsénical, arséniate ?	Traces.
Silice et alumine.	0 128	Matière organique azotée.	Indéterminée.
Chlorure de sodium.	0 030	Total des principes fixes.	0 607

MM. Pétrequin et Socquet ont fait faire par M. Brun (juin 1859) un dosage des *éléments sulfureux* de la source de Bondonneau tout exprès pour leur *Traité des eaux minérales de la France et de l'étranger* (Voyez p. 539) : la moyenne, donnée par le sulfhydromètre de Dupasquier, a été de 2 degrés 2 dixièmes, cette proportion devient parfois plus considérable.

L'eau de Bondonneau est sans contredit une des plus iodurées de France. — Si ces eaux cèdent à celles de Challes sous le rapport de la richesse de certains principes minéralisateurs, elles ont sur elles une supériorité incontestable, celle de pouvoir être bien mieux supportées. Beaucoup de personnes, qui ont de la répugnance à boire l'eau fortement sulfureuse de Challes, prennent avec plaisir celle de Bondonneau.

Du reste il n'y a pas d'établissement thermal à Challes ; l'eau de cette localité ne peut être prise qu'en boisson, tandisque celle de Bondonneau est administrée aussi en boisson et de plus en douches, inhalations, injections, lotions, bains, étuves. Ces derniers moyens sont pour nous la base du traitement thermal, à Bondonneau.

Cette eau aurait aussi, à nos yeux, ce double avantage d'être médicamenteuse d'abord, puis de servir comme eau de table, se rapprochant beaucoup, comme nous l'avons déjà dit, des eaux de Saint-Galmier et de Châteldon et par le goût et par les propriétés digestives.

Considérations physiologiques et thérapeutiques.

L'influence physiologique des eaux minérales de Bondonneau doit d'abord être étudiée sur l'homme jouissant d'une bonne santé, et à l'aide de ces recherches il nous sera peut-être plus facile d'arriver à expliquer leurs effets thérapeutiques. Nous pouvons d'autant mieux nous étendre sur ce sujet, que nous avons pu observer les modifications produites par l'usage de ces eaux, sur nous mêmes d'abord, puis sur un nombre assez considérable de personnes bien portantes, venant accompagner des malades à l'établissement, et qui ont été néanmoins soumises à l'influence des eaux. Plusieurs, il est vrai, se contentaient de boire l'eau minérale coupée avec du vin, pendant les repas, mais beaucoup d'entre elles ont pris assez de bains pour que l'on puisse dire qu'elles ont fait une saison thermale.

L'usage de ces eaux nous a présenté beaucoup d'avantages et peu d'inconvénients. Il est vrai que nous avons pu constater leur contre-indication chez les sujets prédisposés aux congestions sanguines vers un organe important (cerveau, poumon, foie,) et chez ceux atteints d'une affection organique du cœur. Il nous est facile d'expliquer l'action nuisible dans ces cas pathologiques, par l'excitabilité générale apportée dans l'organisme.

Mais à part ces exemples d'exclusions, tous ceux qui ont séjourné à Bondonneau ont pu ressentir un accroissement notable dans leur vigueur ; suivant leur expression ils devenaient plus *alertes*. Les fonctions digestives s'accomplissaient très-rapidement et nécessitaient des repas plus souvent répétés. Nous devrions, à la vérité, tenir compte des conditions extrêmement hygiéniques, au milieu desquelles se trouvaient les visiteurs de Bondonneau ; mais elles ne suffisent pas pour expliquer tous les heureux effets produits.

Nous trouvons peut-être le motif de cette suractivité de nutrition dans l'augmentation notable de certaines sécrétions normales.

La sécrétion urinaire, par exemple, devient très-abondante lors même que le sujet n'ingère que la quantité de liquide qu'il a l'habitude de prendre. Les urines deviennent alcalines.

La sécrétion cutanée est en rapport avec la sécrétion des reins ; au début du traitement thermal, il n'est pas rare de constater des sueurs nocturnes abondantes. La surexcitation du côté de la peau se traduit quelquefois par l'éruption de petites papules, qui disparaissent au bout de quelques jours. Nous avons observé ce phénomène surtout chez les femmes à peau fine qui prenaient des bains trop prolongés.

Les selles deviennent ordinairement plus rares, et nous n'avons guère observé la diarrhée, que chez les sujets très-affaiblis ou chez ceux qui faisaient un abus d'eau minérale.

La circulation devient plus active, et chez plusieurs malades, nous avons constaté (et eux-mêmes l'ont remarqué) une augmentation dans le nombre et la force des pulsations artérielles.

Propriétés Thérapeutiques de l'eau de Bondonneau.

Après ce rapide exposé sur les effets produits par les eaux chez les personnes en bonne santé, arrivons à leurs qualités thérapeutiques. Voici de quelle manière nous classerons les maladies :

1° Inflammations chroniques ou modifications pathologiques des muqueuses et séreuses.

2° Maladies du sang.

3° Diathèses.

1° INFLAMMATIONS CHRONIQUES OU MODIFICATIONS PATHOLOGIQUES DES MUQUEUSES ET SEREUSES.

1° *Muqueuse du tube digestif* : Les troubles apportés dans le travail digestif de l'estomac et de l'intestin grêle sont presque toujours dus à des troubles fonctionnels nerveux.

L'anatomie pathologique est alors impuissante à découvrir la cause de ces effets morbides. Ainsi par exemple, dans les dyspepsies et les gastralgies, la muqueuse digestive ne présente aucune altération anatomique. Il est vrai que ces affections sont souvent symptomatiques d'une maladie générale. Mais ne pourrait-on pas fréquemment renverser cet ordre établi et dire que si la dyspepsie ou la gastralgie sont des symptômes dans beaucoup de cas, il peut arriver aussi qu'elles constituent à elles seules l'élément morbide et qu'elles sont le point de départ de troubles généraux graves, reconnaissant pour cause l'atteinte profonde apportée dans le phénomène de la nutrition. Aujourd'hui que la distinction est parfaitement établie entre la dyspepsie et la gastralgie, l'on doit remarquer combien cette dernière affection est relativement rare, si on la compare à la première, et il arrive souvent que l'on parvient à guérir des dyspepsies auxquelles on avait donné légèrement le nom de gastralgie.

Pour nous qui avons vu un certain nombre de personnes à Bondonneau présentant des troubles du côté des voies digestives, pas une seule fois il nous a été possible de rencontrer du soulagement apporté par les eaux à ces névroses douloureuses de l'estomac qui constituent la gastralgie proprement dite, et nous sommes obligé d'avouer que, si les eaux de Bondonneau sont aptes à guérir beaucoup de dyspepsies, elles échoueront presque à coup sûr chez les gastralgies, et en cela elles imiteront beaucoup d'eaux minérales. On peut attribuer l'heureuse influence des eaux dont nous parlons dans les troubles du travail digestif, sans parler des alcalins,

1° A l'acide carbonique, qui agit comme excitant la muqueuse;

2° Aux sels ferro-manganiques, agents de tonicité;

3° Aux iodures et bromures qui activent, comme on le sait, les phénomènes d'absorption.

Devons-nous jeter un coup d'œil sur la gastrite chronique, maladie aussi rare aujourd'hui qu'elle était commune pendant les plus beaux temps de l'école physiologique? N'ayant pas eu l'occasion de l'observer une seule fois à Bondonneau, nous serons forcé de la passer sous silence. Cependant si nous jugeons par analogie, l'effet curatif puissant, exercé sur la muqueuse intestinale proprement dite, nous fait penser que la médication des eaux thermales de Bondonneau serait essentiellement utile dans cette maladie.

Si nous n'avons pas eu à remarquer des *gastrites*, nous avons eu sous les yeux quelques cas d'entérites chroniques, et nous avons été étonné de la rapidité avec laquelle les eaux dont nous parlons modifiaient cette affection. Les malades arrivaient avec cet aspect maladif que donne une diarrhée continuelle, et quelques jours de traitement thermal suffisaient pour arrêter le flux intestinal, et ramener chez eux l'aspect extérieur d'une bonne santé.

Observation 1. — *Dyspepsie* — M. B*. âgé de 56 ans, tempérament lymphatique, employé supérieur dans une administration importante de Lyon. Ses occupations de bureau le condamnent à une vie sédentaire, et souvent il lui est impossible de faire un peu d'exercice après ses repas. Pendant l'année 1858, les fonctions de l'estomac ne se firent plus avec régularité, les aliments pesaient longtemps avant d'être digérés; des rapports acides suivaient souvent l'ingestion d'un repas. Les troubles fonctionnels de l'estomac furent suivis d'une état sub-inflammatoire des muqueuses pharyngienne et nasale. Différentes médications, dont nous ignorons la nature, furent suivies sans résultat, et au mois d'août 1858, nous vîmes arriver ce malade à Bondonneau atteint d'une dyspepsie bien marquée. L'état morbide des muqueuses des premières voies, qui au premier abord paraissaient sous la dépendance des troubles fonctionnels de l'estomac, nous a semblé, après mûr examen, être complètement essentiel et tenir à deux causes spéciales : la première, à l'usage du tabac en poudre, la seconde, au séjour prolongé dans une chambre chauffée au moyen d'un appareil défectueux. En effet M. B. après avoir entendu nos observations, reconnaît qu'il ne souffre des fosses nasales et du pharynx, que depuis qu'il a pris l'habitude de priser et de se chauffer à l'aide d'un poêle.

Ce malade a subi à Bondonneau un traitement thermal de vingt jours; lorsqu'il est parti la dyspepsie avait disparu, mais le coryza chronique a persisté et ne nous a pas paru modifié par l'usage des eaux.

2° *Muqueuse des voies respiratoires.* Les eaux de Bondonneau nous ont paru posséder une vertu vraiment efficace dans le cas où la muqueuse des voies aériennes, seule, est malade, et l'on pourra lire plus loin des observations remarquables, quant au résultat : des laryngites chroniques guéries après quelques jours de traitement. Les gargarismes avec l'eau prise à la source nous ont paru très utiles et préférables aux inhalations de la vapeur minérale.

Si dans les bronchites chroniques le résultat a paru moins satisfaisant, cela semble tenir à un temps insuffisant de traitement, plutôt qu'à l'inefficacité des eaux dans ces affections.

Nous ne saurions trop nous élever ici contre ce préjugé vulgaire, que l'on ne doit invariablement passer qu'un temps (20 jours ordinairement) dont les limites sont fixées d'avance, dans une station thermale.

L'intensité de l'affection, l'énergie minérale des eaux, et la tolérance chez le sujet, ne devraient-ils pas servir de guide en pareille occasion ? et le médecin qui dirige le traitement à l'établissement thermal doit, il me semble, être le seul juge en pareille matière.

Puisque nous parlons des affections des poumons, ne devons-nous pas avouer ici (quitte à revenir sur ce sujet lorsque nous dirons quelques mots des tubercules en général), que les eaux minérales de Bondonneau n'ont pas paru réussir et nous ont semblé même nuisibles dans la phthisie pulmonaire héréditaire ? Et plusieurs fois, des malades tuberculeux de cette catégorie, qui sont venus demander du soulagement à ces eaux, sont partis beaucoup plus malades qu'ils n'étaient à leur arrivée. Il est facile de comprendre que ces eaux étant froides, et exigeant l'usage des bains, amenaient chez eux très-souvent une bronchite qui venait se surajouter à la phthisie, et en accélérait encore la marche.

Ici, qu'il nous soit permis de faire une restriction au sujet des phthisies acquises (pour nous les seules curables) au début du premier degré, survenues à la suite d'excès de différents genres, à la suite d'une pneumonie chronique, pendant la convalescence d'une maladie grave (fièvre typhoïde, variole), alors les eaux pourraient produire de bons effets, et sans aucun doute parviendraient à en arrêter la marche et peut-être en déterminer la guérison. Mais, nous le répétons, il faudrait plus de vingt jours de traitement pour amener un résultat sérieux.

Obs. 2. — *Laryngite chronique avec aphonie complète.* — M. T*, premier clerc d'une étude importante de Lyon, contracte, pendant le mois de février 1858, une bronchite, qui malgré un traitement rationnel passe à l'état chronique. Le larynx ne tarda pas à être atteint; une aphonie, se produisant graduellement avec douleur, détermina M. T. à aller consulter M. le docteur Pétrequin, qui lui conseilla d'attendre la saison des bains de Bondonneau, et de faire jusque là un traitement préparatoire.

Bientôt l'aphonie devint complète, et força M. T. à suspendre ses travaux; le 27 juin, il arrive à l'établissement et présente à l'examen l'état suivant: la muqueuse pharyngienne est d'un rouge assez vif; des arborisations vasculaires se font remarquer surtout près des piliers du voile du palais; des fausses membranes couvrent les amygdales; la muqueuse laryngienne est elle-même enflammée vers l'ouverture de la glotte. La voix est complètement éteinte, le malade a de la peine à se faire comprendre.

L'examen de la poitrine prouve que les poumons sont dans leur intégrité parfaite, et que l'affection se borne exclusivement au larynx et au pharynx; le moral de ce malade est assez péniblement affecté. Il est soumis immédiatement au traitement thermal: gargarismes, bains, eau en boisson 4 à 5 verrées par jour, mais il doit insister surtout sur les gargarismes. Il lui est défendu expressément par M. Grasset, médecin inspecteur de l'établissement, d'essayer d'articuler un son, et cela pendant 8 jours; le 10e jour après son entrée, quel ne fut pas son étonnement de s'entendre parler avec un timbre de voix à peu près naturel!

Toutes les personnes présentes à l'établissement ne furent pas moins surprises de cet événement; malgré cette amélioration notable le malade continua l'usage des eaux jusqu'au 26 juillet. A son départ, timbre naturel de la voix; le pharynx est revenu à son état normal, la teinte de la muqueuse est rosée, les arborisations et les fausses membranes ont disparu. M. T. part heureux d'une guérison qui paraît complète.

Obs. 3. — *Laryngite chronique.* — M. l'abbé D*. professeur de physique dans un petit séminaire, a contracté dans l'enseignement une laryngite chronique. Sa voix, de forte et nette qu'elle était, est devenue faible et chevrotante; il a dû renoncer à cultiver le chant, ce qui est pour lui une grande privation. De plus, le moindre refroidissement ramène la laryngite à l'état aigu; des médications nombreuses, le repos, n'ont amené qu'un peu de soulagement, mais pas de guérison; sur le conseil de son médecin, il se décide à franchir les 120 lieues qui le séparent de Bondonneau.

Les fatigues du voyage, un peu d'abaissement dans la température, amènent chez lui une angine très intense, et le forcent de séjourner, pendant près d'une semaine, dans une ville du midi, où un traitement antiphlogistique énergique triomphe de l'état aigu de la maladie.

Il arrive à Bondonneau vers le milieu du mois d'août, se soumet à l'usage des bains, des gargarismes avec de l'eau minérale; il en ingère même une certaine quantité à la source, et pendant ses repas.

Après 18 jours de traitement, sa voix est devenue naturelle, et, malgré la défense de M. le docteur Grasset, il recommence à chanter souvent le soir; la société de Bondonneau a recueilli le bénéfice de sa jolie voix. Il quitte l'établissement vers le 10 septembre, dans un état aussi satisfaisant que possible.

Observ. 4. — *Bronchite chronique.* — M. M*, riche propriétaire de Tournon, âgé de 34 ans, tempérament sanguin bilieux, contracta pendant l'hiver de 1857, dans une journée froide et humide, une bronchite qui fut très-intense, et qui exigea un traitement très long; néanmoins cette affection passa à l'état chronique, et le moindre refroidissement la ramenait à un état sub-aigu. — Au mois de juin 1858, il vint à Lyon consulter M. le docteur Pétrequin qui lui conseilla un traitement préparatoire et les eaux de Bondonneau.

Les occupations de M. M* ne lui permirent d'arriver à la station thermale que vers le commencement du mois d'août; à son arrivée, notre examen nous a fait diagnostiquer une bronchite chronique. L'état général était néanmoins assez satisfaisant; cependant le malade se préoccupe beaucoup de son état, et la moindre douleur dans l'étendue de la poitrine l'effraye vivement.

Il se soumet à un traitement thermal régulier pendant vingt jours; il prend souvent un et deux bains en vingt-quatre heures; boit dans la journée trois ou quatre verres d'eau minérale à la source, et en fait usage pendant ses repas. Sous l'influence de ce traitement, la toux et les douleurs à la base de la poitrine ont disparu; le teint est devenu bien meilleur, et le malade est parti ne présentant dans toute l'étendue des poumons aucun bruit anormal.

Observ. 5. — *Pleurésie chronique.* — Mlle E.-B*, âgée de 37 ans, née à Lyon, d'un tempérament bilieux, réglée depuis l'âge de 17 ans. Cette personne n'a jamais joui d'une santé parfaite; le tube digestif a presque constamment présenté un état pathologique; mais les fonctions respiratoires sont restées intactes, à part peut-être un peu de toux se produisant à de rares intervalles, surtout le matin. En 1858, pendant l'hiver, cette personne contracta une pleurésie à gauche et fut traitée par le docteur

Chavanne; comme elle se rétablissait difficilement, M. Chavanne lui conseilla le séjour à la campagne; elle y passa environ un mois, et à son retour elle fut soumise à l'usage interne de l'eau de Bondonneau. Comme elle semblait en retirer de bons effets, sur l'avis de M. le professeur Pétrequin, elle arriva le 24 août à l'établissement de Bondonneau. Voici les symptômes qu'elle nous a présentés à son entrée : toux fréquente, surtout le matin, sans expectoration; points douloureux s'irradiant dans tout le côté gauche de la poitrine, surtout lorsque la malade se livre à la marche pendant longtemps; dyspnée assez forte. A l'auscultation nous n'avons pas pu constater des bruits anormaux; le murmure vésiculaire était seulement un peu obscur. A sa sortie, le 15 septembre, la toux avait complètement disparu. La malade a pris de l'embonpoint; elle peut faire des courses assez longues sans trop se fatiguer; l'état général est des plus satisfaisants.

3° *Muqueuse des voies génito-urinaires.* — Il est une affection, très-légère à la vérité, mais qui fait souvent le désespoir de ceux qui en sont atteints. Nous voulons parler de cet écoulement chronique que laisse souvent après elle une blennorrhagie bien ou mal traitée. La muqueuse urétrale, douée d'une vitalité morbide, continue à secréter un muco-pus, et cela pendant des mois, des années entières, ce qui constitue une fâcheuse prédisposition pour de nouvelles blennorrhagies. Nous avons été étonné de voir avec quelle rapidité cet écoulement disparaissait sous l'influence de ces eaux prises en boisson et en injections urétrales, et alors pour ne plus reparaître. — La muqueuse *vésicale* si souvent malade chez les vieillards, subit des modifications heureuses sous l'influence des eaux de Bondonneau. Nous avons observé un sujet chez lequel des injections vésicales, avec une sonde à double courant, ont diminué l'intensité d'un catarrhe de la vessie qui menaçait les jours du malade.

Aucun cas de *vaginite* ou de *métrite* ne s'est présenté. — Une seule observation d'inflammation de la *muqueuse de l'oreille* chez un enfant nous a montré les bons effets des eaux à l'intérieur et en injections dans le conduit auditif externe.

Obs. 6. — *Otorrhée chronique.* — Charles C... âgé de quatre ans et demi, natif de Die, d'une bonne constitution, fort et vigoureux pour son âge.

Ses parents, qui ne sont pas entachés de scrofules, nous racontent que depuis deux ans l'oreille gauche n'a pas cessé de fournir une notable quantité de pus, ayant souvent une odeur infecte. L'enfant ne paraissait pas en souffrir et continuait à manger d'un bon appétit; toutes les fonctions physiologiques s'accomplissaient avec régularité. Les médecins du pays ont employé différents moyens contre cet écoulement, sans parvenir à l'arrêter.

L'enfant est amené à Bondonneau au commencement du mois d'août ; on lui fait subir un traitement thermal pendant dix-huit jours consécutifs, et l'on insiste sur les injections dans l'oreille avec l'eau de la source. A son entrée, nous n'avions constaté aucune inflammation dans le conduit externe de l'oreille, et le pus semblait partir des parties profondes.

A son départ, l'écoulement était bien moins abondant; le liquide n'avait plus d'odeur et était plutôt séreux que purulent.

Obs. 7. — *Blennorrhée chronique.* — M. L. âgé de 42 ans, d'un tempérament lymphatique, contracta, il y a dix-huit mois, une blennorrhagie très-aiguë. Il consulta, pour cette affection, des spécialistes émérites, qui combattirent les accidents par les moyens ordinaires. Après deux mois detraitement, la maladie était passée à l'état chronique ; le malade ne souffrait plus, mais l'écoulement, quoique peu abondant, persistait malgré l'emploi de médicaments ordinairement heureux dans cet état morbide.

M. L... vint à Bondonneau par une circonstance fortuite, et il voulut profiter de son séjour en subissant un traitement thermal.

Pendant quinze jours, il prit des bains prolongés, des injections souvent répétées, dans la journée, il but à la source une assez grande quantité d'eau. Il obtint les effets les plus heureux des eaux de Bondonneau. L'écoulement chronique cessa complètement de paraître, et, à son départ, il pouvait se considérer comme guéri.

(Nous avons reçu des nouvelles de ce malade depuis sa sortie de l'établissement, et la guérison ne s'est pas démentie, malgré la cessation complète de l'usage de l'eau de Bondonneau).

Ascite. — Lorsque nous nous sommes rendu à Bondonneau pour étudier les effets thérapeutiques des eaux, notre mémoire nous rappela une des excellentes cliniques de M. le professeur Teissier, sur les *ascites idiopathiques*. Il nous avait cité plusieurs malades auxquels il avait donné pour tout traitement des bains sulfureux et de l'eau de Bondonneau à l'intérieur (1 litre par jour), et il nous assurait, avec la conviction de la vérité, que l'eau de Bondonneau avait déterminé chez ces malades une amélioration notable. Le liquide contenu dans la cavité abdominale avait été à peu près totalement résorbé. Ce résultat, si brillant, obtenu au bout de quelques semaines, nous trouva presque incrédule ; mais singulière coïncidence ! le premier malade que nous vîmes à Bondonneau fut précisément un sujet atteint d'ascite idiopathique qui, sous l'influence du traitement thermal avait vu disparaître rapidement son affection. Notre incrédulité a fait place à une conviction profonde, que les eaux de Bondonneau, agissant comme un diurétique puissant, guérissent presque sûrement les hydropisies des séreuses. On doit obtenir le même résultat dans les pleurésies chroniques, si lentes à se résoudre, et pour lesquelles on est quelquefois obligé d'arriver à la thoracentèse.

Observ. 8. — *Ascite idiopathique.* — Jean G*, âgé de 14 ans, né à Allex (Drôme). Tempérament lymphatique très prononcé. Ce jeune homme a séjourné, il y a deux ans, dans une habitation humide; la nourriture était peu substantielle; il ne mangeait de la viande guère qu'une fois par semaine, et ne buvait pas de vin, selon la coutume de beaucoup de cultivateurs; son travail était pénible; sa santé commença à s'altérer il y a un an; l'appétit devint nul; les fonctions de la peau ne se firent plus avec régularité; une diarrhée continuelle, coïncidant avec un gonflement du ventre, se déclara, puis enfin il survint de la constipation. Depuis cette époque, l'abdomen a augmenté de volume, puis les membres inférieurs se sont œdématiés, enfin les tissus cellulaires du tronc et du visage ont été envahis par l'infiltration séreuse.

Le malade fut soumis à une foule de médicaments, la plupart empiriques; il n'obtint aucune amélioration dans son état.

Cette année, vers le commencement du mois de juillet, la mère de ce jeune homme, ayant entendu parler des eaux de Bondonneau, y amena son fils, qui y subit un traitement thermal de 12 jours. Il fut alors forcé de partir; nous le vîmes à son départ, l'ascite était assez considérable, mais avait beaucoup diminué; la bouffissure générale, quoiqu'existant encore, était bien moindre; j'engageai vivement le malade à revenir subir un traitement thermal plus complet. En effet, il revint vers le 15 du mois d'août 1858. Il était à peu près dans l'état où nous l'avions vu à son départ.

Craignant qu'il n'y eût une lésion organique dans quelque viscère important, nous fîmes l'examen de ce malade avec un soin tout particulier. En commençant par les poumons, nous reconnûmes que la respiration était normale; du côté du cœur, tout était dans l'ordre physiologique. Nous examinâmes les urines, sans les trouver albumineuses; enfin rien ne pouvait nous expliquer cet état d'hydropisie générale, si ce n'est un trouble fonctionnel du côté de la peau; il y avait surtout prédominance de l'hydropisie de la séreuse péritonéale.

Les fonctions digestives se faisaient régulièrement, à part de temps à autre quelques selles diarrhéïques.

Le malade recommença un traitement thermal, il but à la source cinq ou six verres d'eau par jour; il prit un bain prolongé tous les matins. Au bout de 10 jours de traitement, l'hydropisie générale avait diminué sensiblement, mais l'ascite surtout présentait un volume bien moindre. Chaque semaine nous avions la précaution de mesurer la circonférence du ventre, et chaque fois nous trouvions une différence de deux ou trois centimètres. Cependant la peau quoique moins sèche, n'avait pas encore la souplesse et la moiteur désirables. Nous avons alors prescrit des bains de vapeur ; nous avons obtenu les plus heureux effets à l'aide de ce moyen. Le malade en prit huit, en les alternant avec les bains ordinaires. Vers le 15 septembre toute trace d'ascite avait disparu ; la face avait repris son aspect naturel, et le malade est parti dans un état aussi satisfaisant que possible. Il a dû continuer à boire à ses repas de l'eau de Bondonneau, et de plus il a dû suivre une médication diurétique que nous lui avons prescrite à son départ.

Nous ignorons si la guérison s'est maintenue.

2° MALADIES DU SANG.

(Chloro-anhémie, dysménorrhée.)

Les principes minéralisateurs qui entrent dans les eaux de Bondonneau autorisent à eux seuls le droit de conclure qu'elles doivent être favorables dans l'appauvrissement du sang. — Aujourd'hui que les recherches chimiques sont d'une exactitude telle qu'on a pu découvrir dans le sang beaucoup de corps simples autres que le fer, il est permis de penser que la richesse du sang ne tient pas seulement à la présence normale du fer ; d'autres métaux, le manganèse surtout, et peut-être d'autres corps inorganiques que l'on trouvera plus tard, contribuent à rendre ce liquide vivifiant. Si les eaux ferrugineuses, qui sont froides et non gazeuses, conviennent en général assez peu aux personnes atteintes de chlorose, en raison de la pesanteur qu'elles déterminent dans l'estomac lorsqu'elles sont ingérées, les sources ferrugineuses, qui contiennent une notable quantité d'acide carbonique, sont très bien tolérées par la muqueuse stomacale. Et beaucoup de personnes qui ne peuvent pas supporter le fer sous la forme pharmaceutique, prennent sans inconvénient les eaux dont nous parlons.

Du reste l'état dyspeptique, presque inévitablement lié à la chloro-anhémie, présente ici une double indication : Les malades atteintes de chloro-anhémie qui sont venues à Bondonneau, en ont obtenu des effets vraiment remarquables ; après quelques jours de traitement on ne reconnaissait plus ces jeunes filles pâles et décolorées, sans appétit, paraissant atteintes d'une maladie de langueur qui devait les conduire à la tombe. Vingt ou vingt-cinq jours de traitement thermal suffisaient pour amener dans leur économie une transformation heureuse, qui ne s'est pas démentie depuis. Nous devons, bien entendu, tenir compte des puissants adjuvants des eaux minérales, comme la salubrité reconnue du climat méridional, les distractions, la suspension des travaux, le changement d'habitudes, etc., etc.

S'il est un moyen de reconnaître une amélioration réelle dans l'état d'une jeune fille chlorotique, il faut diriger les recherches du côté de la menstruation. L'abondance et la qualité des règles doivent ici guider le médecin : il est très rare, comme on sait, que les fonctions de l'utérus se fassent d'une manière régulière chez les chlorotiques : tantôt les règles sont très abondantes et affaiblissent considérablement la malade ; tantôt elles restent un laps de temps plus ou moins long sans reparaître ; tantôt, enfin, elles cessent complètement comme si l'économie n'avait plus de sang à rejeter.

Mais lorsque les menstrues apparaissent d'une manière régulière, et qu'elles sont d'une couleur et d'une abondance en rapport avec le tempérament du sujet, on peut assurer que la maladie marche à la guérison. C'est aussi l'observation que nous avons pu faire à Bondonneau ; parmi les moyens employés les bains prolongés nous ont paru les plus utiles.

Souvent on doit admettre que, pendant la convalescence de certaines maladies graves, surtout après la fièvre typhoïde, le sang n'a pas toutes les qualités essentielles. Tous les organes ont perdu la tonicité nécessaire au jeu régulier de leurs fonctions ; dans cette circonstance, l'eau de Bondonneau nous a paru d'une utilité incontestable, s'il nous est permis de raisonner sur ce que nous avons vu.

Obs. 9. *Chloro-anhémie.* — Mlle C. d'Allan, près de Bondonneau, d'un tempérament lymphatique, âgée de 21 ans, a été réglée à 15 ans. Depuis deux ans, à la suite de chagrins assez vifs, la santé de cette jeune fille est devenue mauvaise. Les règles ont cessé de paraître aux époques ordinaires ; souvent elle restait deux ou trois mois sans les avoir. Des pertes blanches très abondantes l'affaiblissaient et déterminaient un amaigrissement notable. La peau se décolora, les fonctions pulmonaires se dérangèrent ; souvent il y eut de la toux, sans expectoration, et une dyspnée très violente au moindre effort, après une très courte promenade. Tous ces symptômes morbides n'ont fait qu'augmenter jusqu'à l'époque, où elle vint nous consulter. L'examen de la poitrine nous montra que les poumons étaient intacts ; du côté du cœur, il y avait un léger bruit de souffle au premier temps, se prolongeant dans les carotides, enfin tous les symptômes évidents d'une chlorose avancée : pâleur de la face, décoloration des règles ; dyspepsie, amaigrissement, affaiblissement général ; nous vîmes qu'il y avait indication à prescrire les eaux de Bondonneau.

Après un traitement thermal de 22 jours, nous avons vu disparaître la plupart des troubles généraux. L'appétit était devenu meilleur, les digestions faciles ; des selles régulières avaient remplacé une alternative de diarrhée et de constipation.

La nutrition se faisait mieux, l'embonpoint reparut ; la face devint plus colorée. La peau, de sèche qu'elle était auparavant, était devenue moite. Les règles revinrent abondantes et le sang d'un bon coloris ; il ne resta qu'un peu de dyspnée, mais la toux cessa complètement ; en résumé l'état général de cette jeune fille nous sembla très-satisfaisant, et la chlorose nous parut devoir bientôt disparaitre entièrement.

Obs. 10 — *Chloro-anhémie.* — Mlle A. L, agée de 16 ans, d'un tempérament éminemment nerveux, d'une apparence grêle. Elle fut guérie à la fin de l'année 1857 d'une pleurésie. A la suite de cette maladie, il y eut un affaiblissement général dont se ressentit la menstruation. — L'appétit devint nul. — L'amaigrissement devint assez notable, la face resta pâle. — Tous ces symptômes persistèrent, malgré que l'affection de la séreuse pleurale fût parfaitement guérie. — Les eaux de Bondonneau furent ordonnées à cette jeune fille qui arriva à l'établissement vers le commencement du mois d'août. Les difficultés les plus grandes fûrent éprouvées, pour lui faire subir le traitement thermal. — Mme. L. ne voulait pas contrarier sa fille, et l'on ne put obtenir qu'avec peine qu'elle prît 15 bains et qu'elle s'assujettît à boire de l'eau minérale à ses repas. Sous l'influence de cette médication thermale, assez incomplète, les symptômes de la chlorose cessèrent : ce fut d'abord la dyspepsie qui disparut, l'appétit devint bien meilleur, les aliments furent très-bien digérés, l'embonpoint commença à se faire remarquer. Les joues se colorèrent un peu. Les promenades devinrent moins pénibles ; enfin cette jeune fille, frêle et qui ne pouvait pas supporter la moindre fatigue, put faire sept à huit kilomètres à pied sans prendre de repos, sans même éprouver une grande lassitude ; nous devons avouer que c'est un des plus heureux cas de guérison de chloro-anhémie obtenue par le traitement thermal de Bondonneau.

Nota. — La dernière partie de notre mémoire traitera *des diathèses*, et nous aurons occasion de citer de nombreuses observations de guérison de rhumatismes chroniques, de tumeurs blanches, de maladies syphilitiques invétérées, de bubons chroniques, de scrofules, de cancroïdes de la face, d'engorgements des glandes lymphatiques, de goîtres, et d'affections cutanées, comme : acné, prurigo, psoriasis, eczéma, dartres, etc.

Lyon. — Imprimerie d'Aimé Vingtrinier, quai Saint-Antoine, 35.

PRIX DE L'EAU MINÉRALE DE BONDONNEAU :

L'eau minérale de Bondonneau s'expédie en caisse,

au prix de 45 centimes la bouteille, verre compris, pour les pharmaciens,

— 60 centimes — — pour le public.

(L'emballage et le port se payent à part.)

S'adresser à Bondonneau (Drôme), à M. Marmonnier et Cie

PRINCIPAUX DÉPOSITAIRES DE L'EAU MINÉRALE DE BONDONNEAU.

Lyon.

DÉPOT CENTRAL, ancienne pharmacie Gavinet, M. Burin du Buisson successeur, rue Louis-le-Grand, 1.
M. Carlaz, quai de la Charité, 32.
M. Davallon, ph., place Saint-Pierre, 1.
M. Guilleminet, ph., rue Saint-Jean, 30.
M. Gauthey, pharmacien en chef des hospices civils, à l'Hôtel-Dieu.
M. André neveu, ph., pl. des Célestins, 4.
M. Clavellier et Marchand, phar., place de la Préfecture.
M. Livernay, ph., rue Saint-Dominique, 13.

Paris.

DÉPOT CENTRAL, M. D'Exobeck, entrepositaire d'Eaux minérales, rue J.-J. Rousseau, 12.
M. Barbier, ph., rue Rochechouart, 32.
M. Dorvault, directeur de la Pharmacie centrale de France.
M. Lebeault, ph., rue Saint-Martin, 206.
M. Deslandes, ph., rue Vivienne, 12.
M. Morel, ph., rue de l'Empereur, à Montmartre.

Marseille.

M. Richaud, ancienne pharmacie Reimonet.

Avignon.

M. Mégy, pharmacien.
MM. Chauvet frères, droguistes, rue des Marchands.

Nîmes.

M. Vidal-Delacourt, entrepositaire d'Eaux minérales, rue des Marchands, 7.

Valence.

M. Daruty, maison Guichard et Daruty, pharmacien.

Vienne.

L'Hospice de Vienne.
M. Hugerot, pharmacien.
M. Viguier, pharmacien.
M. Armand Vassy, pharmacien.

St-Jean-de-Bournay (Isère).

M. Bresse, pharmacien.

Bourgoin (Isère).

M. Guérin, pharmacien.

Voiron (Isère).

M. Brun Buisson, pharmacien.

Givors (Rhône).

M. Patrus, pharmacien.

Algérie.

M. Desvignes, pharmacien, à Alger.
M. Nielly, pharmacien, à Philippeville.

Nice (Sardaigne).

M. Thaon, entrepositaire, rue Charles-Albert.

Condrieux (Rhône).

M. Garin, pharmacien.

Villefranche (Rhône).

M. Montvenoux, pharmacien.
M. Méhu, pharmacien.

Saint-Étienne (Loire).

M. Jaussaud, pharmacien, rue de Foy, 15.
M. Jacob, pharmacien.

Roanne (Loire).

M. Gonon, pharmacien.

Alais (Gard).

M. Bourgogne, pharmacien.

Annonay (Ardèche).

La pharmacie de l'Hospice.
M. Chabanne, négociant.

Aubenas (Ardèche).

M. Amblard, pharmacien.

Corbeil (Seine-et-Oise).

M. Ruelle, droguiste.

Hyères (Var).

M. Guilleminet, pharmacien.

Angers (Maine-et-Loire).

M. Ménière, pharmacien.

Périgueux (Dordogne).

M. Bontemps, pharmacien.

Agen (Lot-et-Garonne).

MM. Jalle et Chaylad, droguistes.
M. Labat, pharmacien.

Clermont-Ferrand.

MM. Lecoq et Bargoin, pharmaciens.

Dôle (Jura).

M. Maur, pharmacien.

Metz (Moselle).

M. Géhin, pharmacien.

Montélimar (Drôme).

MM. Brun, Roux, Arsac, Perche, etc., pharma.

www.ingramcontent.com/pod-product-compliance
Lightning Source LLC
Chambersburg PA
CBHW050454210326
41520CB00019B/6210
* 9 7 8 2 0 1 1 2 6 1 7 7 9 *